BEI GRIN MACHT SICH IHR
WISSEN BEZAHLT

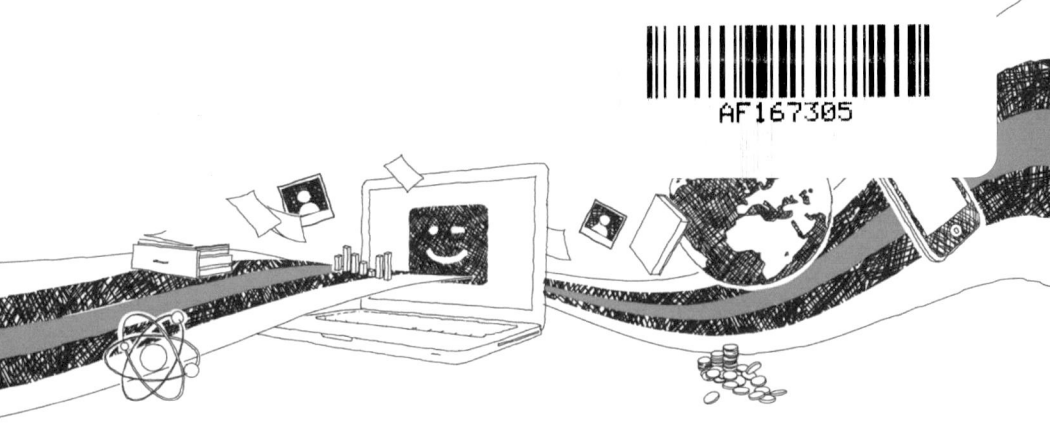

AF167305

- Wir veröffentlichen Ihre Hausarbeit,
  Bachelor- und Masterarbeit

- Ihr eigenes eBook und Buch -
  weltweit in allen wichtigen Shops

- Verdienen Sie an jedem Verkauf

Jetzt bei www.GRIN.com hochladen
und kostenlos publizieren

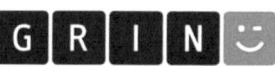

Arbeitslosigkeit und Gesundheit. Welche gesundheitlichen Folgen entstehen durch Arbeitslosigkeit?

Jonas Müller

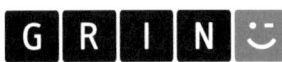

Bibliografische Information der Deutschen Nationalbibliothek:

Die Deutsche Nationalbibliothek verzeichnet diese Publikation in der Deutschen Nationalbibliografie; detaillierte bibliografische Daten sind im Internet über http://dnb.d-nb.de abrufbar.

ISBN: 9783346294456
Dieses Buch ist auch als E-Book erhältlich.

Druck und Bindung: Books on Demand GmbH, Norderstedt Germany
Gedruckt auf säurefreiem Papier aus verantwortungsvollen Quellen

Das vorliegende Werk wurde sorgfältig erarbeitet. Dennoch übernehmen Autoren und Verlag für die Richtigkeit von Angaben, Hinweisen, Links und Ratschlägen sowie eventuelle Druckfehler keine Haftung.

Das Buch bei GRIN: https://grin.extdb.e-fellows.net/document/951579

Arbeitslosigkeit und Gesundheit –
Welche gesundheitlichen Folgen entstehen durch Arbeitslosigkeit?

Wissenschaftliche Hausarbeit

in Unternehmen, Betrieb, Arbeit aus historisch-sozialwissenschaftlicher Perspektive

vorgelegt am 12. Juli 2017

an der

Hochschule für Wirtschaft und Recht Berlin

Von: Jonas Müller

Fachrichtung: B.A. Business Administration

Veranstaltungsnummer: (Vollzeitform) 200501

Inhaltsverzeichnis

1. Einleitung: Hinführung zum Thema

„ Wenn ich eine Stelle aufsuche, um Hilfe zu kriegen, dann ist das doch irgendwie ein Signal,

dass ich Hilfe brauche . . . Vielleicht versuchst du es dann bei einer anderen Stelle, vielleicht

auch noch bei einer dritten, aber je nachdem, wie du vielleicht selber nicht damit fertig wirst,

sagst du vielleicht: Sense! . . . Aber dass du vielleicht in einem Anflug von Verzweiflung

keinen Ausweg mehr siehst und zu Dingen greifst . . . "[1]

Mit den einleitenden Worten schildert eine 32-jährige Arbeitslose ihre Situation ein Jahr nach Eintritt in die Erwerbslosigkeit. Viele nutzlose Versuche zur Bewältigung ihrer unglücklichen Lage, die wachsende Befürchtung, ohne Hilfe von außen keinen Ausweg zu finden, die verzweifelten Anfragen nach Unterstützung bei Sozialämtern und Beratungsstellen, das Scheitern ihres Einsatzes, sowie die zunehmende Verzweiflung und Hilflosigkeit enden in Depression und Selbstmordgedanken. Die drastischen Aussagen werfen eine besorgniserregende Sichtweise auf die Wahrnehmung und das Selbstempfindung der Arbeitslosen.

Diese Aussage verdeutlicht, dass ein Verlust des Arbeitsplatzes nicht nur mit finanziellen Folgen einhergeht, sondern weitaus größere Auswirkungen auf den psychischen und physischen Gesundheitszustand der Betroffenen hat.

Gotthold Ephraim Lessing sagte 1959 einst: „Wer gesund ist und arbeiten will, hat in der Welt nichts zu fürchten."[2] Doch heutzutage ist das leider nicht die Wirklichkeit, denn viele arbeitswillige Menschen sind erwerbslos. Gilt deshalb die Relation „arbeitslos – Gesundheit los – chancenlos?"[3] Erwerbstätigkeit sichert unseren finanziellen Lebensunterhalt. Darüber hinaus hat sie auch psychosoziale Aspekte und wirkt sich auf unser Wohlbefinden und Zufriedenheit aus. Ein Wegfall dieses bedeutsamen Funktionselements bewirkt weitreichende Folgen.

Ziel dieser Hausarbeit ist es, die gesundheitlichen Folgen im Hinblick auf die psychische und physische Gesundheit von Arbeitslosen herauszuarbeiten. Dazu werden Erkenntnisse der differentiellen Arbeitslosenforschung anhand der Gemeinstudie „Die Arbeitslosen von Marienthal" erläutert. Anschließend wird im dritten Kapitel die gesundheitliche Situation von

---

[1] Morgenroth (2003), S.17
[2] Hollederer (2003), IAB Kurzbericht, S. 1.
[3] ebenda, S. 1.

Arbeitslosen untersucht, was zugleich das Hauptaugenmerk dieser Arbeit darstellt. Das letzte Kapitel befasst sich mit der Gesundheitsförderung von Arbeitslosen.

2. Arbeitslosenforschung anhand der Studie „Die Arbeitslosen von Marienthal"

Die Arbeitslosenforschung befasst sich mit der sozialwissenschaftlichen und psychologischen Analyse der Auswirkungen von Arbeitslosigkeit.[4] Ihr Ursprung wird auf den Anfang der dreißiger Jahre des letzten Jahrhunderts datiert, die Zeit der Entstehung der Gemeindestudie „Die Arbeitslosen von Marienthal". Ein Projektteam, bestehend aus Marie Jahoda, Paul Lazarsfeld, Hans Zeisel und ihren Mitarbeitern untersuchte systematisch die psychosozialen Auswirkungen bei den Arbeitslosen von Marienthal, nach dem unfreiwilligen Verlust von Erwerbsarbeit. Marienthal, ein niederösterreichischer Ort, 20 Kilometer südlich von Wien und ehemalige Hochburg der regionalen Arbeiterbewegung, wurde zum Ende der 1920er Jahre schwerwiegend von der Weltwirtschaftskrise getroffen. Die bis dahin wirtschaftlich starke Textilindustrie brach rapide ein und es folgte in Februar 1930 die Stilllegung der zu jener Zeit größten Spinnerei und Weberei der k. und k. Monarchie.

Die aus dem Klassiker der empirischen Sozialforschung gesammelten Erkenntnisse gehen in die Arbeitslosenforschung ein, die sich mit folgender Grundsatzfrage befasst: „Führt Krankheit in die Arbeitslosigkeit („Selektionshypothese") oder macht Erwerbslosigkeit krank („Kausalitätshypothese")?"[5] In dieser Hausarbeit befasse ich mich jedoch ausschließlich mit der Kausalinterpretation.

Der Eintritt in die Erwerbslosigkeit ist für viele Arbeitslose mehr als nur ein Bruch in der eigenen Erwerbsbiografie und schlägt sich auf ihren psychischen Gemütszustand nieder. Die schweren Belastungen gehen über die finanziellen Einschränkungen hinaus. 2006 belegte die Meta-Analyse von Paul, Hassel und Moser[6] eine Verschlechterung des psychischen Gesundheitszustandes bei Arbeitslosigkeit. Umgekehrt nahm das seelische Befinden nach Wiederaufnahmen einer Arbeit wieder zu. Die aus 237 Quer- und 87 Längsstudien zusammengesetzte Analyse, die vierzig Jahre psychologische Arbeitslosenforschung zusammenfasst, stellte fest, dass es wesentliche gesundheitliche Unterschiede bei Erwerbstätigen und Arbeitslosen in der ganzen westlichen Welt gibt. Es gibt weniger ein

---

[4] Vgl. Hollederer / Brand (2006), S. 16.
[5] DGB (2010), arbeitsmarktaktuell, S. 2.
[6] Vgl. Hollederer / Brand (2006), S. 35-50.

spezielles „Arbeitslosensyndrom"[7], sondern Arbeitslosigkeit beeinflusst mehrere Aspekte der psychischen Gesundheit.[8]

Die verschiedenen Effektstärken bei Erwerbsstatuswechsel, die Auswirkung auf die psychische Gesundheit haben, sind in der folgenden Abbildung dargestellt. Insgesamt wurden fast eine halbe Millionen Teilnehmer in der Meta-Analyse untersucht.[9]

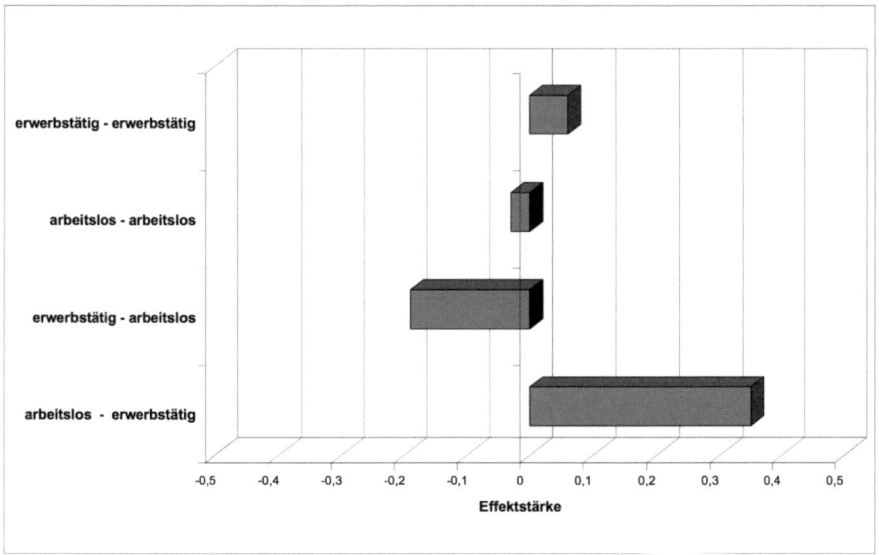

Abbildung 1: Effektstärken bei Erwerbsstatuswechsel
Quelle: Hollederer / Brand (2006), S.47

Die negative Effektstärke in Höhe von d=-0,25 beim Erwerbsstatuswechsel von erwerbstätig zu arbeitslos bedeutet eine deutliche Verschlechterung des psychischen Gesundheitszustandes nach Arbeitsplatzverlust und Eintritt in die Arbeitslosigkeit.

Genau die gleichen negativen, psychischen Begleiterscheinungen zeigten die Arbeitslosen in Marienthal. Die verfügbare Zeit nach dem Arbeitsplatzverlust, stellte für sie keine Freizeit dar, sondern seelische Belastung. Sie zeigte den Menschen, dass sie nicht gebraucht wurden, dass sie mit der Zeit nichts tun können, was irgendeinen Wert hat. Der mit Sinnlosigkeit behaftete Alltag ohne Aufgaben führte zu einem Zusammenbruch ihrer Zeitstruktur. Die Folge war, dass

---

[7] ebenda, S. 42.
[8] Vgl. Frese /Mohr (1978), S.80
[9] Vgl. Hollederer / Brand (2006), S. 45.

sich die Arbeitslosen wie Ausgestoßene der gesamten Gesellschaft fühlten. Diese Selbstempfindung führt zur menschlichen Isolation. Das öffentliche Sozialleben kam zum Erliegen, was sich am Rückgang der Bibliotheksentlehnungen zeigte. Die Sport- und Theatergruppen stellten ihre Aktivitäten ein und der Marktplatz wurde die fröhlichen Menschenmassen los. Die Menschen verloren den Willen, die Massen und sich selber zu motivieren, um revolutionäre Taten herbeizuführen, wie für ihren Arbeitsplatz in der Textilfabrik zu kämpfen. Stattdessen endeten sie weitgehend in einem unsozialen Desinteresse an Politik und gesellschaftlichen Ereignissen und zogen sich auf den kleinen Familienkreis zurück, was zu massiven menschlichen Problemen innerhalb der Familie führte. Massenarbeitslosigkeit bewirkt Resignation und Apathie, ein revolutionäres Ergebnis der Studie. Die Arbeitslosen wurden sozial, wie auch politisch inaktiv, sie verloren Emotionen und Interessen. „Eine müde Gemeinschaft ist seine Bewohnerschaft geworden.“[10] Zwar halten sie die Gegenwart aufrecht, haben aber keine Zukunft, Perspektive und Aussicht. Die verloren gegangenen Zeithorizonte schlagen sich in Hoffnungslosigkeit und Entmutigung nieder.

Das Projekt des Forschungsteams um Marie Jahoda und Paul Lazarsfeld würde heutzutage als „Action Research“ (auch teilnehmende Beobachtung, Feldforschung) bezeichnet werden und als Beweis der Theoriebildung in kreativer Kombination von quantitativer und qualitativer Arbeitslosenforschung dienen. Inventare für Kleidungsstücke und Möbel wurden erstellt und Einkaufslisten angefertigt, um die Speisepläne von Bewohner über Wochen zu rekonstruieren. Diese statistischen Daten wurden mit reaktiven Methoden wie Erlebnissen, Befragungen und teilnehmenden Beobachtungen zu einem großen aufschlussreichen Werk zusammengefasst.

Bereits in dieser Studie wurde die finanzielle Lage der Familien als wichtiger Faktor betrachtet. Die gesamte Arbeiterkolonie wurde aufgrund der erhobenen Daten in Cluster eingeteilt. Die finanziell am schlechtesten gestellten Familien, waren gebrochen und apathisch. Wohlhabendere Familien dagegen ungebrochen.[11]

Anhand der erhobenen Daten teilte das Projektteam die Bewohner von Marienthal in 4 verschieden Haltungsgruppen ein:

---

[10] Müller (2008), S. 284.
[11] Vgl. Frese (1984)

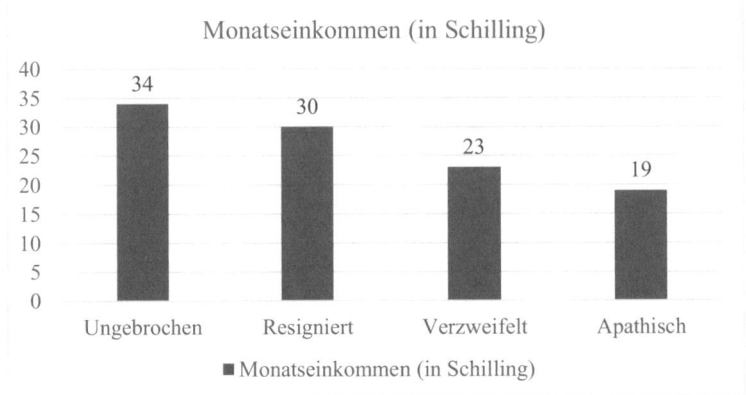

Abbildung 1: Monatseinkommen nach Haltungstypen

Quelle: eigene Darstellung, Informationen aus Müller (2008), S. 285 & Wacker (1976), S. 42.

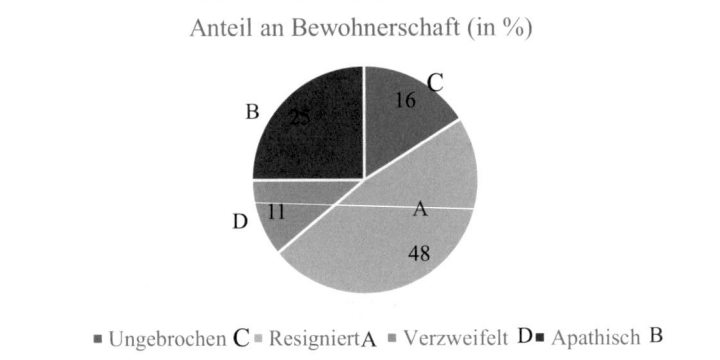

Abbildung 1: Anteil der Bewohnerschaft

Quelle: eigene Darstellung, Informationen aus Müller (2008), S. 285 & Wacker (1976), S. 42.

Die meisten der arbeitslosen Familien bezogen Arbeitslosenunterstützung. Diese variierte zwischen 3 Schilling und 26 Groschen pro Person pro Tag. Heutzutage wären das ungefähr 2 Cent bis 20 Cent. Nach gewisser Zeit wurde die Arbeitslosenunterstützung von einer geringfügigeren Notstandsaushilfe ersetzt. Sobald diese eingestellt wurde, waren die Menschen „ausgesteuert"[12] und bekamen keine weitere staatliche Unterstützung. Schon eine

---

[12] Universität Augsburg (2007): Psychosoziale Folgen von Arbeitslosigkeit, S. 2.

Differenz von 5 Schilling pro Monat bedeutete „die Zugehörigkeit zu einer anderen Lebensform:"[13] Die Resignierten leben mit einer erwartungslosen Grundhaltung dahin. Bei den Verzweifelten macht sich Entmutigung und Hoffnungslosigkeit breit. Sie versuchen auch nicht mehr ihre Situation zu verbessern. Die Apathischen zeigen keine Mühe etwas vor dem Verfall zu retten, sind völlig planlos und geben den das geordnete Familienleben auf. Sie flüchten sich häufig in Alkohol und Auseinandersetzungen. Anders verhält es sich bei den Ungebrochenen, die hoffnungsvoll in die Zukunft blicken. Sie versuchen Arbeit zu finden und schmieden tatkräftig Pläne.[14]

Marienthal war ein großes soziales Labor, ein Labor, in dem sich die Auswirkungen von langanhaltender Arbeitslosigkeit systematisch studieren ließen. Das Ergebnis der Feldforschungsuntersuchung zeigte, dass Arbeitslosigkeit zu passiven Resignation und Apathie und nicht zur aktiven Revolution führte, wie lange Zeit vermutet wurde.

3. Die gesundheitliche Situation von Arbeitslosen

Um die gesundheitliche Situation von Arbeitslosen und die psychosozialen Folgen herausarbeiten zu können, bedarf es einer Definition von Gesundheit. Die Weltgesundheitsorganisation (WHO) formulierte diese 1948 wie folgt: „Gesundheit ist der Zustand des vollkommenen körperlichen, seelischen und sozialen Wohlbefindens und nicht alleine das Fehlen von Krankheiten und Gebrechen."[15]

Diese Gesundheit der deutschen Bevölkerung lässt sich der Staat einiges kosten. Nach aktuellen Hochrechnungen soll der Ausgabenblock „Arbeit und Soziales" 2017 fast 42% des gesamten Bundeshaushaltes ausmachen, was ein Anstieg von ungefähr 15% seit 2013 entspricht.[16] Trotz dieses hohen Verhältnisses bestehen gesellschaftliche Nachteile von Arbeitslosen nach Ausschluss aus dem Erwerbsleben. Der Abschlussbericht des EU-Projekts „Unemployment and Mental Health", das in 15 EU-Länder Wege zur Verbesserung der psychosozialen Situation Arbeitsloser untersuchte, wies nach, dass 85% der durchgeführten Studien einen kausalen Zusammenhang zwischen Arbeitslosigkeit und Gesundheit belegen.[17]

[13] ebenda, S. 285.
[14] Vgl. ebenda, S. 284.
[15] Wüstner (2009), S. 223.
[16] Vgl. Bundesministerium der Finanzen, Abschnitt: Jahresvergleich (siehe Internetverzeichnis)
[17] Vgl. Hollederer / Brand (2006), S. 24.

Um die Korrelation zwischen Arbeitslosigkeit und Gesundheit besser untersuchen zu können, untergliedert sich dieser Abschnitt meiner Arbeit in die psychischen und die physischen gesundheitlichen Folgen.

3.1 Psychische gesundheitliche Folgen

Wohingegen sich die physischen gesundheitlichen Folgen bei Arbeitslosen größtenteils erst mit voranschreitender Dauer der Arbeitslosigkeit bemerkbar machen, treten psychischen Belastungen schon kurz nach dem Eintritt in die Erwerbslosigkeit auf. Eine in Großbritannien breit angelegte Studie aus dem Jahr 2003 von Clark untersuchte das psychische Wohlbefinden von Arbeitslosen und Erwerbstätigen. 38% der Arbeitslosen weisen ein geringes psychisches Wohlbefinden auf, Arbeitende im Gegensatz dazu nur 24%.[18] In dem „Fallbeispiel: Arbeitslos in München"[19] werden die verschiedenen gesundheitlichen Begleiterscheinungen von Arbeitslosigkeit auf die Psyche anhand von drei Dimensionen (Depression, Bewältigungsmuster und Scham) untersucht. Bei dieser Fallstudie wurden 2006 1041 Fragebögen von in München lebenden Befragten ausgewertet. Zu diesem Zeitpunkt waren 78% arbeitslos und 12% sich im Klaren darüber, dass sie bald ihre Arbeit verlieren würden. Dazu wurde der Korrelationskoeffizienten herangezogen. Dieser kann Werte zwischen -1 und +1 annehmen. Wobei ein Korrelationskoeffizient von 0 bedeutet, dass es keinen Zusammenhang zwischen Arbeitslosigkeit und der Variablen gibt. +1 und -1 stellen jeweils hohe lineare Relationen dar. Liegt der Wert bei +1, so steigt bei einem Anstieg von Arbeitslosigkeit die Variable B. Erreicht der Wert hingegen -1, so führt eine Erhöhung der Arbeitslosigkeit zu einer Senkung der Variablen B.

3.1.1 Depression

Depression ist eine häufig auftretende Folge von Arbeitslosigkeit. Ein Viertel der Teilnehmer gab an, an depressiven Verstimmungen zu leiden. Einen direkten gleichmäßigen Zusammenhang zwischen depressiver Verstimmung und Dauer der Arbeitslosigkeit scheint es jedoch nicht zu geben. Die Menschen fühlen sich nicht mehr gebraucht und die eigene Sinnhaftigkeit des Lebens geht verloren. Ihre durch die Arbeit aufgebauten Kontakte lösen sich auf und aufgrund des eintönigen Alltags, haben sich Arbeitslose nicht mehr viel zu erzählen. Einige der depressiven Befragten wären bereit, finanzielle Einbußen hinzunehmen, um wieder

---

[18] Vgl. Wüstner (2009), S. 199.
[19] Ebenda, S. 206.

arbeiten zu können (0,13).[20] Sie sehnen sich nach einem persönlichen Erfolg und vermissen eine geregelte Tagesstrukturierung.

3.1.2 Bewältigungsmuster

Arbeitslosigkeit bedingt einen Rückzug aus dem sozialen Umfeld (0,45) und dem Ausbleiben von freundschaftlichen Gesprächen (-0,28). Es entstehen Gefühle, das eigene Leben nicht mehr selbst lenken zu können und die Einflussmöglichkeiten zu verlieren. Um der psychischen Belastung Stand halten zu können, greifen viele Betroffene auf Tabletten (0,25), Fernsehen (0,22), Alkohol (0,14) und Tabak (0,10) zurück.[21] Diese Suchtverhalten stellen eine passive Strategie zur Verdrängung dar. Arbeitslose erleben langanhaltende Arbeitslosigkeit als Ausgrenzung aus dem gesellschaftlichen Lebensprozess und suchen sich Mittel, um die negative Realität zu verdrängen. Dabei führt den Untersuchungen von Dauer (1999) nach vor allem Arbeitslosigkeit bei Männern zu gesteigertem riskanten Gesundheitsverhalten, indem sie ihren Alkoholkonsum ausweiten.[22] Der Mann in der Rolle des Ernährers der Familie findet nach Arbeitsplatzverlust keine geeignete sinnvolle Alternativbeschäftigung. Frauen können im Gegensatz dazu eine häusliche und familiäre Alternativrolle übernehmen. Allerdings muss erwähnt werden, dass sich die klare Rollenverteilung in der heutigen Zeit immer mehr auflöst und die Erwerbstätigkeit von Frauen steigt. Auch Schröder machte 1992 selbige Entdeckung. Alkohol wird von vielen Arbeitslosen als Lösungsmittel von Konflikten angesehen, die hauptsächlich im familiären Umfeld entstehen.

3.1.3 Scham

Nach Dauer (1999) sind Veränderungen im öffentlichen Sozialleben bei Arbeitslosen besonders häufig anzutreffen. Bei 37% führt Arbeitslosigkeit zu einem so großen Schamgefühl, dass Kontakte zu Freunden und Verwandten vernachlässigt werden. Auch viele verringern ihre öffentlichen Freizeitaktivitäten wie Sport, Theater- und Kinobesuche und Engagements bei Vereinen und Einrichtungen. Der Scham als Arbeitsloser enttarnt zu werden, führt bei zahlreichen zur Isolation und Rückzug aus dem öffentlichen Sozialleben.[23] Sie fühlen sich als Versager und versuchen ihre Probleme lieber alleine zu lösen. Einem Großteil der Arbeitslosen ist es unangenehm über Arbeitslosigkeit zu sprechen (0,7). Eine gleichermaßen

---

[20] Vgl. Wüstner (2009), S. 210-211.
[21] Vgl. ebenda, S. 211.
[22] Vgl. ebenda, S. 200.
[23] Vgl. ebenda, S. 200.

hohe Korrelation weist das Schamgefühl auf, arbeitslos zu sein (0,7). Personen mit einem hohen Schamgefühl neigen zu passiven Bewältigungsstrategien.

3.2 Physische gesundheitliche Folgen

Arbeitslosigkeit hat nicht nur negative Auswirkungen auf die Psyche eines Menschen, sondern auch auf das körperliche Gesundheitsempfinden. Das belegte der von 2003 durchgeführte Gesundheitssurvey des Robert-Koch-Instituts, bei welchem 8318 Personen telefonisch befragt wurden. Ziel war es, den Zusammenhang von Arbeitslosigkeit und Gesundheit herauszubekommen. Das Forscherteam stellte fest, dass es erkennbare Unterschiede zwischen arbeitslosen und nicht-arbeitslosen Frauen und Männern, im Hinblick auf chronische Krankheiten oder Gesundheitsstörungen gab. Von den männlichen Beschäftigten litten 29,9% an einer langandauernden Krankheit, bei den Frauen waren es 36,7%. Schaut man sich die Werte von den Arbeitslosen an, so ist ein deutlicher Unterschied zu erkennen. 59,3% der Männer, die über 12 Monate arbeitslos waren, wiesen eine langwierige Krankheit auf. Bei den Frauen lag der Wert bei 49,4%.[24]

Gründe für den Unterschied sind zum einen ein Anstieg von gesundheitsschädlichem Risikoverhalten, der Rückgang von sportlicher Aktivität und die psychische Belastung, die sich mit zunehmender Dauer auf den Körper niederschlägt. Im Folgenden werden die physischen gesundheitlichen Folgen anhand von Mortalität, Morbidität und Inanspruchnahme von Gesundheitsleistungen untersucht.

3.2.1 Mortalität

Um Zusammenhänge zwischen der Arbeitslosigkeit und der Sterblichkeitsrate untersuchen zu können, wurde auf Daten von 1,3 Millionen GEK Versicherte, im Zeitraum von 1998 bis 2000 zurückgegriffen. Das entsprach zur damaligen Zeit etwa 1,6% der deutschen Bevölkerung. Dabei wurden nur Versicherte im Alter zwischen 21 und 65 Jahren miteinbezogen, um aussagekräftige Ergebnisse zu erhalten. Die Personen wurden in 5 Gruppen eingeteilt: Personen die im Zeitraum von 1998-2000 0 Tage arbeitslos waren, 1-182 Tage, 0,5-1 Jahr, 1-2 Jahre und mehr als 2 Jahre. Die größte Gruppe war mit knappen 83% die Personen, die in den letzten drei Jahren keine Arbeitslosigkeit erlebten. 3% der Versicherten waren in dem Betrachtungszeitraum mehr als 2 Jahre arbeitslos.

---

[24] Lange / Lampert (2005), S. 1262.

Das Ergebnis der Studie war eindeutig. Mit zunehmender Arbeitslosigkeitsdauer steigt das Mortalitätsrisiko ebenfalls. 0,37% der zu keiner Zeit arbeitslos gewesenen Versicherten verstarben bis Ende des Jahres 2003. Im Gegensatz dazu standen die Personen, die eine Arbeitslosigkeitszeit von mehr als 2 Jahren aufweisen. Von ihnen verstarben 1,46% bis zum Ende des Erhebungszeitraums. Damit liegt das Sterblichkeitsrisiko dieser Gruppe um den Faktor 3,9 über dem der durchweg Erwerbstätigen[25], hauptsächlich als Folge von Herz-Kreislauf-Erkrankungen bedingt.[26] Diese Krankheit zählt zu den somatischen Krankheiten, auf welche ich im nächsten Teil dieses Gliederungspunktes eingehe.

3.2.2 Morbidität von somatischen Erkrankungen

Laubach, Mundt und Brähler kamen 1999 zum Ergebnis, dass Arbeitslosigkeit negative physische Gesundheitsfolgen aufweist. Darunter fallen Bluthochdruck, eine Zunahme von chronischen Krankheiten, Schlafstörungen, Herz-Kreislauf-Erkrankungen und körperliche Erschöpfung.[27] Gleiche Erkenntnis brachte der telefonische Gesundheitssurvey des Robert-Koch-Instituts wie eingangs schon erwähnt. Bei arbeitslosen Männern nahmen chronische Bronchitis, Rückenschmerzen, Bluthochdruck am stärksten zu, im Vergleich zu Beschäftigten. Bei den Frauen sind vor allem die Kurzzeitarbeitslosen betroffen. Bei ihnen treten verstärkt Asthma, Rückenschmerzen, Bluthochdruck, erhöhte Blutfettwerte und Schwindel auf.[28]

Eine weitere Studie des Robert Koch-Instituts, die in den Jahren 2008 bis 2009 durchgeführt wurde befragte 10057 Personen im Alter von 30 bis 35 Jahren nach der Anzahl von Tagen im letzten Monat mit körperlichen Beschwerden. Interessant sind die unterschiedlichen Angaben bei Erwerbstätigen und Erwerbslosen. Arbeitende Männer litten im letzten Monat nur 3,1 Tage an körperlichen Beschwerden, Frauen 4,3 Tage. Arbeitslose Männer wiesen hingegen an 4,8 Tagen im letzten Monat körperliche Beeinträchtigungen auf, arbeitslose Frauen sogar an 7,5 Tagen. Somit sind arbeitslose Frauen knappe 75% stärker von körperlichen Beschwerden betroffen als Arbeitende.[29]

Es lässt sich feststellen, dass Arbeitslosigkeit ein bedeutendes Gesundheitsrisiko auf das psychische Wohlbefinden darstellt, wie beschriebene Studien belegen.

---

[25] Vgl. Hollederer / Brand (2006), S. 76-79.
[26] Vgl. ebenda, S. 22.
[27] Vgl. Wüstner (2009), S. 226
[28] Lange / Lampert (2005), S. 1262.
[29] Kroll, Lars E. / Lampert, Thomas (2011, S. 48-49.

3.2.3 Inanspruchnahme von Gesundheitsdienstleistungen

Geyer und Peter fanden in ihren Untersuchungen 2003 heraus, dass die durchschnittliche Krankenhauseinlieferungsrate bei Arbeitslosen drei Mal höher ausfällt, als bei Erwerbstätigen. Außerdem konnte eine positive Korrelation zwischen der Dauer der Arbeitslosigkeit und der durchschnittlichen Anzahl an Krankenhaustagen festgestellt werden.[30] Selbiges belegte auch die Untersuchung der GEK bis 2003. Die ausgewerteten Daten lassen erkennen, dass sich Personen, die über den dreijährigen Zeitraum keinen Tag arbeitslos waren, seltener in stationärer Krankenhausbehandlungen befanden. Hauptgrund war der Anstieg von psychosomatischer Krankheitsbilder, vor allem Herz-Kreislauferkrankungen. 2,3% der durchgängig Beschäftigten wurden mindestens einmal auf Grund von einer Herz-Kreislauf-Störung in ein Krankenhaus eingeliefert. Bei denen, mit über zwei Jahre vorliegender Arbeitslosigkeit lag der Anteil bei 3,1%. Ebenfalls deutliche Unterschiede erzielten die Diagnosekapitel „Verdauung", „Muskel-Skelett" und ganz besonders „psychische Störungen", das mit einem Anstieg um den Faktor 7,5 die größte Differenz ausmachte.[31]

4. Gesundheitsförderung von Arbeitslosen am Beispiel von „AktivA"

Da es diverse Ansätze zur Gesundheitsförderung gibt und die Vorstellung aller den Rahmen der Hausarbeit sprengen würde, konzentriere ich mich in dem letzten Kapitel ausschließlich auf das Gesundheitsförderungsprogramm „Aktive Bewältigung von Arbeitslosigkeit (AktivA)". Das Konzept soll Langzeitarbeitslosen psychosoziale Kompetenzen vermitteln, um ihre individuellen Ressourcen zu stärken und gesundheitliche Beschwerden zu minimieren. Da monatsdurchschnittlich 2016 nur 1,6% der Langzeitarbeitslosen ein Übergang in die reguläre Beschäftigung gelang[32], wird in dem Programm weniger ein Vermittlungskonzept in Betracht gezogen, sondern mehr Verarbeitungsansätze von wiederholter Arbeitslosigkeit und sozialer Exklusion den Teilnehmern vorgestellt. Seit 2006 fließen dem Programm im Rahmen des Sächsischen Gesundheitszieleprozesses Fördergelder zu.[33]

4.1 Inhalte und Methoden

Um alle vier Module des Förderungsprogrammes absolvieren zu können, werden 24 Stunden, die üblicherweise auf 4 Kurstage in einem Zeitraum von zwei bis vier Wochen verteilt werden, eingeplant.

---

[30] Vgl. ebenda, S. 226-227.
[31] Vgl. Hollederer / Brand (2006), S. 78-79.
[32] Vgl. Bundesagentur für Arbeit (2017), S. 12.
[33] Vgl. Hollederer (2009), S. 156.

Modul 1 „Aktivitätenplanung" liegt dem Vitaminmodell von Warr (1987) zugrunden. Ziel dieses Bausteins ist es, die bei Arbeitslosen im geringen Ausmaß vorhandenen „Vitamine" wie „Kontrolle, Abwechslung, Anwendung von Fertigkeiten, Gelegenheit zu zwischenmenschlichem Kontakt, external generierte Ziele und Anerkennung" auszubauen. Dabei werden die Aktivitäten in drei verschiedene Gruppen eingeteilt: notwendige und angenehme, körperliche und geistige Aktivitäten und individuelle und gemeinsame Aktivitäten. Zuallererst müssen die Teilnehmer ihren bisherigen Wochenplan anfertigen und überlegen welche Aktivitäten sinnvoll und welche ersetzbar sind. Freie Zeit wird mit Schreiben von Bewerbungen, Hauhaltsarbeiten und Terminen im Jobcenter gefüllt. Im nächsten Schritt sollen sich die Arbeitslosen Ideen für sportliche Aktivitäten überlegen, um eine gewisse Abwechslung in den Plan zu bekommen. Bei den geistigen Aktivitäten geht es um die Aufrechterhaltung von bereits Gelerntem und die Aufnahme neuer Kenntnisse und Fähigkeiten. Die Vorschläge Volkshochschulen und Informations- und Diskussionsveranstaltungen stießen bei den Teilnehmern auf den größten Gefallen. In der letzten Maßnahme zur Aktivitätenplanung ist die Aufgabe, gemeinsame Aktivitäten von individuellen zu unterscheiden. Die Teilnehmer sollen die Techniken der Zeitplanung lernen und anwenden können.

Modul 2 „Konstruktives Denken" beruht auf dem ABC-Modell von Ellis (2003). Die Teilnehmer müssen lernen zu verstehen, dass die eigenen Einschätzungen an die Realität angepasst werden müssen. Entsprechen meine Bewertungen der vorliegenden Realität? Die Bewertungen sollen sie zum Erreichen ihrer Ziele nutzen und sich dabei die Frage stellen: „Helfen die Bewertungen dabei, die eigenen Ziele zu erreichen?"[34]

Im dritten Modul „Soziale Kompetenzen und soziale Unterstützung" geht es um den sozialen Kompetenzerwerb in Form von Gruppentraining. Die Teilnehmer sollen lernen, sich in andere Personen hineinversetzen zu können, indem sie sich ein erweitertes Verhaltensrepertoire aneignen. Im zweiten Teil des Moduls lernen die Kandidaten Unterstützungsleistungen kennen. Nun tauschen die Teilnehmer ihre eigene Rolle und schlagen Ideen vor, wie sie nahestehenden Personen helfen können.

Im letzten Modul „Systematisches Problemlösen" wird den Personen ein logischer Umgang mit Problemen beigebracht. Vor dem Lösungsversuch gilt es Ansätze und eventuelle Konflikte zu bedenken und mit Hilfe von Brainstorming die richtige Umsetzung zu wählen.

---

[34] Vgl. Hollederer (2009), S. 161.

4.2   Evaluationsergebnisse

Um eine Aussage zum Nutzen des Programms treffen zu können, wurden Fragebögen eingesetzt. Vor dem Programm, direkt nach dem Programm und drei Monate später mussten die Teilnehmer Fragen über ihren körperlichen, psychischen und sozialen Gesundheitszustand beantworten. Die gleichen Fragen wurden einer Kontrollgruppe gestellt, die nicht an dem Training teilnahm. Ein weiteres eingesetztes Instrument war die Skala zur „allgemeinen Selbstwirksamkeitserwartung"[35]. Dabei mussten beide Gruppen ihr Vertrauen in ihre eigene Handlungsfähigkeit auf einer Skala abtragen.

Das Ergebnis war, dass das Gesundheitsförderungsprogramm „AktivA" zu einer Verringerung der psychischen und physischen Beschwerden während und direkt nach dem Programm führte. Die intensive Auseinandersetzung mit den verschiedenen Bausteinen und die Selbstreflexion, führten die Teilnehmer auch über den Programmzeitraum hinaus fort. Dabei stärkten sich ihre sozialen Kontaktfreundschaften durch gemeinsame Aktivitäten und ihr Tagesablauf strukturierte sich, was ein Rückgang der Sinnlosigkeit ihres Lebens bewirkte. Um einen längerfristigen Erfolg aufweisen zu können, empfiehlt sich jedoch die Kombination von AktivA und öffentlichen Angeboten wie dem Zugang zu Sportvereinen, kulturellen Veranstaltungen und Bibliotheksbesuchen. In der Kontrollgruppe blieben die Werte über den gesamten Betrachtungszeitraum stabil, es konnte keine Steigerung der psychischen und körperlichen Gesundheit vernommen worden.

5. Schlusswort

Zusammenfassend lässt sich festhalten, dass Arbeitslosigkeit nicht nur zu einer Änderung des Erwerbstatus führt, sondern weitaus drastischere Folgen hat. Die fehlende Akzeptanz von Arbeitslosen und die soziale Ausgrenzung schlagen sich bei den Betroffenen auf die Psyche und den körperlichen Gesundheitszustand nieder. Arbeitslose schätzen ihren subjektiven Gesundheitszustand selbst schlechter ein als Erwerbstätige. Diese Empfindung belegen auch die vorgestellten Studien. Ein Anstieg der chronischen Krankheiten, sowie psychische Folgeerscheinungen wie Depressionen und Scham belasten die Erwerbslosen.

Die Politik sollte die finanziellen Ausgaben für Arbeitslose erhöhen und den Ausbau gesundheitlicher Förderungsprogramme weiter vorantreiben, damit eine Wiedereingliederung Arbeitsloser in die Arbeitswelt schnellst möglichst erfolgt.

---

[35] Vgl. ebenda, S. 163.

Literaturverzeichnis

Dauer, Steffen / Hennig, Heinz (1999): Arbeitslosigkeit und Gesundheit, Halle (Saale), 1999.

Frese, Michael (1984): Zur Verlaufsstruktur der psychischen Auswirkungen von Arbeitslosigkeit, Symposium "Arbeitslosigkeit - psychologische Theorie und Praxis", Bremen, 1984. Online abrufbar unter: http://geb.uni-giessen.de/geb/volltexte/2008/6152/pdf/FreseVerlaufstruktur.pdf, zuletzt aufgerufen am 04.07.1995

Hollederer, Alfons / Brand, Helmut (Hrsg.) (2006): Arbeitslosigkeit, Gesundheit und Krankheit, Bern, 2006.

Hollederer, Alfons (2009): Gesundheit von Arbeitslosen fördern!, Frankfurt am Main, Band 22, 2009.

Hollederer, Alfons (2003): Arbeitslos – Gesundheit los – chancenlos?, in: Institut für Arbeitsmarkt und Berufsforschung Kurzbericht, Ausgabe Nr. 4 / 21.03.2002, S. 1. Online abrufbar unter: http://doku.iab.de/kurzber/2003/kb0403.pdf, zuletzt aufgerufen am: 10.07.2017.

Kroll, Lars E. / Lampert, Thomas (2011): Arbeitslosigkeit, soziale Unterstützung und gesundheitliche Beschwerden, in: Deutsches Ärzteblatt, Jahrgang 108, Heft 4, 2011, S. 47-52.

Lange, C. / Lampert, T. (2005): Die Gesundheit arbeitsloser Frauen und Männer, in: Bundesgesundheitsblatt – Gesundheitsforschung – Gesundheitsschutz, Ausgabe 11/2015, S. 1262. Online abrufbar unter: https://www.springermedizin.de/die-gesundheit-arbeitsloser-frauen-und-maenner/8009480, zuletzt aufgerufen am: 11.07.2017.

Müller, Reinhard (2008): Marienthal: Das Dorf – Die Arbeitslosen – Die Studie, Innsbruck, Wien, 2008.

Morgenroth, Christine (2003): Arbeitsidentität und Arbeitslosigkeit - ein depressiver Zirkel, in: Das Parlament, Ausgabe 06-07/2003, S. 17. Online aufrufbar unter: http://www.bpb.de/apuz/27803/arbeitslosigkeit, zuletzt aufgerufen am: 02.07.2017.

Wacker, Ali (1976): Arbeitslosigkeit, Frankfurt am Main-Köln, 1976.

Wüstner, Kerstin (2009): Sozioökonomische Arbeitsforschung, München und Mering, 2009.

Weber, Andreas / Hörmann, Georg / Heipertz, Walther (2007): Arbeitslosigkeit und Gesundheit aus sozialmedizinischer Sicht, in: Deutsches Ärzteblatt, Jahrgang 104, Heft 43, 2007, S. A2957-A2962.

Internetverzeichnis

Bundesagentur für Arbeit (2017): Die Arbeitsmarktsituation von langzeitarbeitslosen Menschen 2016, online abrufbar unter: https://statistik.arbeitsagentur.de/Statischer-Content/ Arbeitsmarktberichte/Personengruppen/generische-Publikationen/Langzeitarbeitslosigkeit.pdf, zuletzt aufgerufen am 10.07.2017.

Bundesministerium der Finanzen (2017): Bundesministerium für Arbeit und Soziales, Abschnitt: Jahresvergleich, online abrufbar unter: https://www.bundeshaushalt-info.de/#/2012/soll/ausgaben/einzelplan/11.html, zuletzt aufgerufen am 11.07.2017.

Universität Augsburg (2007): Psychosoziale Folgen von Arbeitslosigkeit, online abrufbar unter: https://www.philso.uni-augsburg.de/lehrstuehle/soziologie/sozio1/medienverzeichnis/Bosancic_WS_07_08/IE_HO_Marienthal.pdf, zuletzt aufgerufen am: 09.07.2017.